SITZUNGSBERICHTE DER SÄCHSISCHEN AKADEMIE
DER WISSENSCHAFTEN ZU LEIPZIG

Mathematisch-naturwissenschaftliche Klasse
Band 116 · Heft 2

RUDOLF SACHSENWEGER

AUGENUNABHÄNGIGE OPTOSENSORISCHE WAHRNEHMUNGSFORMEN

AKADEMIE-VERLAG · BERLIN

1983

SITZUNGSBERICHTE DER SÄCHSISCHEN AKADEMIE DER WISSENSCHAFTEN ZU LEIPZIG

MATHEMATISCH-NATURWISSENSCHAFTLICHE KLASSE

Band 109

Heft 1 Prof. Dr. ERICH RAMMLER, Über die Theorien der Braunkohlenbrikettentstehung
1970. 38 Seiten – 13 Abb., davon 2 auf 2 Tafeln — 8° – M 4,–

Heft 2 Prof. Dr. WOLFGANG TUTSCHKE, Stammfunktionen komplexwertiger Funktionen
1970. 20 Seiten — 8° – M 3,70

Heft 3 Dr. habil. GÜNTHER EISENREICH, Zur Syzygientheorie und Theorie des inversen Systems perfekter Ideale und Vektormodule in Polynomringen und Stellenringen 1970. 88 Seiten — 8° – M 10,80

Heft 4 Prof. Dr. med. ROLF EMMRICH, Hochdruck und Hyperlipidämie (Hypercholesterinämie) als Risikofaktoren für die Entstehung der Arteriosklerose
1971. 23 Seiten – 10 Abbildungen – 4 Tabellen — 8° – M 3,90

Heft 5 Prof. Dr. HANS DRISCHEL, Biologische Rhythmen
1972. 57 Seiten – 31 Abbildungen – 1 Tabelle — 8° – M 6,60

Heft 6 Prof. Dr.-Ing. Dr. h. c. KURT SCHWABE, Konzentrierte Elektrolytlösungen – Thermodynamische und kinetische Eigenschaften 1972. 49 Seiten – 27 Abbildungen – 2 Tabellen — 8° – M 7,50

Heft 7 Prof. Dr. WOLFGANG TUTSCHKE, Konstruktion von globalen Lösungen mit vorgeschriebenen Singularitäten bei partiellen komplexen Differentialgleichungssystemen 1972. 24 Seiten — 8° – M 4,50

Band 110

Heft 1 Prof. Dr. h. c. PAUL GÖRLICH, Über die Laser und ihre Anwendung
1972. 24 Seiten — 8° – M 2,30

Heft 2 Prof. Dr. HASSO ESSBACH, Zum Problem der Tumoren im Kindesalter
1972. 24 Seiten – 11 Abbildungen auf 10 Kunstdrucktafeln — 8° – M 6,–

Heft 3 Prof. Dr. med. WALTER BREDNOW, Zur Anthropologie des Schwindels
1973. 17 Seiten – 2 Abbildungen auf 2 Kunstdrucktafeln — 8° – M 2,50

Heft 4 Prof. Dr. h. c. PAUL GÖRLICH, Betrachtungen über den Wissenschaftlichen Gerätebau
1972. 39 Seiten — 8° – M 3,–

Heft 5 Prof. Dr. ERICH RAMMLER, Einige Betrachtungen über Erdgas
1974. 43 Seiten – 8 Abbildungen – 3 Tabellen — 8° – M 4,50

Heft 6 Prof. Dr. GUSTAV E. R. SCHULZE, Zur Rolle des Einfachheitsprinzips im physikalischen Weltbild
1974. 23 Seiten – 4 Abbildungen — 8° – M 2,50

Heft 7 Prof. Dr. med. ROLF EMMRICH, Zwischen Leben und Tod. Ärztliche Probleme der Thanatologie
1974. 22 Seiten – 2 Abbildungen – 4 Tabellen — 8° – M 3,50

Band 111

Heft 1 Prof. Dr. WILHELM MAIER, Vom Erbe Bernhard Riemanns 1975. 16 Seiten — 8° – M 2,50

Heft 2 Prof. Dr. med. HANS DRISCHEL, Organismus und geophysikalische Umwelt
1975. 50 Seiten – 25 Abbildungen – 1 Tabelle — 8° – M 7,–

Heft 3 Prof. Dr. MARIA HASSE, Zum Begriff des allgemeinen Produkts von Kategorien
1975. 32 Seiten — 8° – M 5,–

SITZUNGSBERICHTE DER SÄCHSISCHEN AKADEMIE
DER WISSENSCHAFTEN ZU LEIPZIG

Mathematisch-naturwissenschaftliche Klasse
Band 116 · Heft 2

RUDOLF SACHSENWEGER

AUGENUNABHÄNGIGE OPTOSENSORISCHE WAHRNEHMUNGSFORMEN

AKADEMIE-VERLAG · BERLIN

1983

Vorgetragen in der Sitzung am 12. Juni 1981
Manuskript eingeliefert am 14. Juli 1981
Druckfertig erklärt am 29. November 1982

Erschienen im Akademie-Verlag, DDR - 1086 Berlin, Leipziger Straße 3—4

Lizenznummer: 202 · 100/502/83
Bestellnummer: 763 130 1 (2027/116/2) · LSV 2165
Printed in GDR
DDR 4,— M

INHALT

1. Einführende Betrachtungen

Optische Wahrnehmungen ohne Augen bzw. unabhängig von den Augen scheinen ein Paradoxon zu sein. Dennoch gibt es derartige Wahrnehmungen in Hülle und Fülle, sogar bei Blindgewordenen und Blindgeborenen, und das Thema wird schier unerschöpflich, wenn man zu dem Sehen ohne Augen auch die Kontradiktion dazu berücksichtigt, nämlich das für die Medizin besonders interessante Nichtsehen bei vollkommen intakten Augen infolge einer defizitären bzw. defektiven visuellen Leistung des Großhirns, auf die ich der Vollständigkeit halber in meinem Vortrag in gebotener Kürze auch einzugehen habe.

Ich bezeichne das, was im nachfolgenden abgehandelt wird, gern in neuroophthalmologischer Diktion als „paravisuelle Phänomene", denn visuelle Phänomene sind sie keinesfalls; der Begriff des „Visus" ist medizinisch eng an das optische Organ geknüpft. Die Vorsilbe „para" sollte dabei allerdings mit ihrem ursprünglichen Inhalt von „bei, hinzu, gegenüber, danebenliegend" verstanden werden, nicht in der diskreditierenden Bedeutung, wie sie in den Begriffen „Parapsychologie" und „Paramedizin" als Parallelbezeichnungen für Okkultismus u. ä. enthalten ist.

Von vornherein sollte freilich klargestellt sein, daß das Zentralnervensystem nur selten die Dinge so registriert, wie sie sich im Auge abbilden; bewußt oder unbewußt wahrgenommen werden meistens nur die sogenannten „Sehdinge", ein Begriff, der von dem Leipziger Physiologen Ewald Hering, langjähriges Mitglied unsrer Akademie, bereits vor 100 Jahren als Bezeichnung für die subjektiven visuellen Eindrücke von äußeren Gegenständen eingeführt worden ist. Und damit meinte er noch nicht einmal den Wirrwarr, der vom real Gesehenen in den verwilderten geistigen Strukturen psychiatrisch Kranker oder unter Drogeneinfluß entsteht.

2. Augenloses Sehen

Das eigentliche „augenlose" Sehen im engsten Sinne des Begriffes ist beim Menschen nicht nur umstritten, sondern auch bemerkenswert dubiös, weil es klärlich den Bereich jeglicher Wissenschaftlichkeit verläßt. Zumal einem Ophthalmologen ist es schier unmöglich, an ein Sehen ohne Augen zu glauben: Keine Nervenbahn ist denkbar und bekannt, die beispielsweise von der Haut zu den primären und sekundären optischen Zentren im Zentralnervensystem führt.

Immer wieder tauchen indessen Sensationsmeldungen in der Presse auf, nach denen Blinde angeblich mit Hilfe von Haut, Fingern, Gesicht, Ohrläppchen verschiedene Konturen und Farben wahrgenommen haben sollen. Meistens halten die betreffenden Personen die Hände über den zu identifizierenden Gegenstand (IWANOW 1964, ROSENFELD 1964), z. T. mit Gummihandschuhen. Angebliche Blinde mit einem zusätzlichen Augenverband sollen sogar unter Messing- oder Glasplatten und in Filmkassetten gelagerte Großdruckbuchstaben erkannt haben.

Berichte über solche Personen zu lesen oder im Fernsehen gezeigt zu bekommen, hat zweifellos erheblichen Unterhaltungswert, selbst dann, wenn schließlich doch alles als raffinierte Betrügerei entlarvt wird, mit der sogar kritische Wissenschaftler lange Zeit getäuscht werden konnten.

Bei einigen Mitteilungen ist freilich Betrug prima vista nicht erkennbar. Um was für einen gräßlichen Unfug es sich dabei aber dennoch handeln kann, hat CHRISTOPHER (1979) in seinem lesenswerten Buch „Geister, Götter, Gabelbieger — die Trics der Psi-Begabten“ dargestellt. Einige Zauberkünstler führen ähnliche Kunststücke vor, ohne dabei von besonderer Begabung zu sprechen (SCHMITZ 1979).

Dies alles hat naturgemäß nichts mit der gleichermaßen zweifelhaften Fähigkeit von Telepathen zu tun. — In das Gebiet der Parapsychologie gehört der Begriff der Aura, die Wahrnehmung eines Strahlenkranzes um eine Person herum.

3. Dermal-optische Reaktionen

Allerdings sind nachweislich einige Sensoren in der Haut von Tieren zu optischen Reaktionen durchaus befähigt. Beispielsweise besitzen Süßwasserpolyp und Chamäleon einen derartigen dermal-optischen Sinn: Auch dann, wenn die Augen des Chamäleons entfernt worden sind, paßt sich das Tier an die Färbung des betreffenden Milieus an, und zwar durch eine Zustandsänderung der Melanophoren der Haut. Dies ist zwar eine Art Haut-Lichtsinn, stellt aber kein eigentliches Sehen dar. Derartige nervale Strukturen, die Licht ohne Augen in nervöse Erregung umzusetzen vermögen, registrieren auch quantitative, z. T. farbliche Unterschiede in der Belichtung ihres Umfeldes — etwa wie menschliche Augen bei geschlossenen Lidern dies zu tun vermögen —, vermitteln aber kein Abbild der Außenwelt.

An dieser Stelle sollten das Pinealorgan und damit zusammenhängend das 3. Wirbeltierauge kurz Erwähnung finden, das oft mit dermal-optischen Phänomenen und einem dem Menschen naturgemäß unbekannten und unbegreifbaren 6. Sinn in Zusammenhang gebracht wird. Das Pinealorgan entspricht dem „Dreiäuglein" in den Grimmschen Hausmärchen, der Sage vom einäugigen Zyklopen Polyphem, dem Sohn des Poseidons, den Odysseus blendete, sowie dem als Weltauge bezeichneten Stirnauge des Zeus auf alten griechischen Kultbildern. Neugeborene mit einem Zyklopenauge, ganz gut als Atavismus zu verstehen, sind nicht lebensfähig. In der Tat gab es ein solches drittes Auge unter den Wirbeltieren des Paläozoikums vor ca. 400—500 Jahrmillionen (Dodt 1964).

4. Träume

Träume stellen explizit eine optosensorische Wahrnehmung ohne Augen dar, ein Sehen ohne Augen par excellence. Zu 90% sind Träume ein reines visuelles Erlebnis. Das ist verständlich, wenn man bedenkt, daß der Mensch ganz vom Eindruck der Augen lebt und daß weit mehr als 80% der Hirnrinde der Perzeption, reaktiven Verarbeitung und Speicherung visueller Impulse dient. Klänge, Düfte, Geschmack, Wärme und Kälte sind hingegen Sinneswelten, die nur eine geringe Rolle für den Durchschnittsmenschen spielen, im Unterschied zum Tier. Überwiegend sind Träume farbig, besonders unter Drogen- und Hormonwirkung.

Die Traumforschung (Jovanović 1959) hat in den letzten Jahrzehnten mit streng wissenschaftlicher Methodik besonders durch die Registrierung der Augenbewegungen im Schlaf Wesentliches geleistet, denn beim Träumen blicken überraschenderweise die Augen die geträumten Sehdinge an, vornehmlich bei den sogenannten Fall- und Fluchtträumen. Ungeklärt ist allerdings, warum diese Ableitungen auch bei Blindgeborenen, bei denen von optosensorischen Wahrnehmungen wohl kaum die Rede sein kann, positiv sind. Übrigens träumen auch viele Wirbeltiere, wie jeder Besitzer von Hunden und Katzen wohl hinlänglich schon erfahren hat.

Über Traumbiorhythmik, Traumphasen, Traumregelungen in den Hirnzentren sind sehr viele Theorien aufgestellt worden; es wird von neurophysiologischen, biochemischen, exogenen Schlafsteuerungen gesprochen. Die psychologischen Publikationen auf diesem Gebiet sind Legion. Daß indessen für das Träumen die Zentren für optische Erinnerungsbilder in der Area 19 des Lobus occipitalis, der Area peristriata, ausschlaggebend sind, dürfte unbestritten sein. Sie werden durch assoziative Einflüsse aus dem Stamm- und Mittelhirn wesentlich bereichert.

Träume stehen mit der Tiefenpersönlichkeit eines Menschen in engem Zusammenhang, mit seinem bewußten und unbewußten Erleben, Wollen,

Reagieren. Die Psychogenie der Träume ist offenkundig. Der visuelle Eindruck gehört unmittelbar hinzu.

Von einer sekundären optischen Sinnesempfindung wird dann gesprochen, wenn jemand bei einem bestimmten Ton oder einer Tonfolge eine Farbe bzw. ein Farbmuster wahrnimmt und dies alles reproduzierbar ist, die sogenannte *audition colorée*. Das Musikverständnis wie auch die Amusie werden in die frontale Partie des Lobus temporalis, also weit von den optischen Zentren entfernt, lokalisiert. Hirntopographisch ist die audition colorée demnach nicht erklärbar, höchstens auf Grund anomaler Assoziationen.

Diese assoziative Wirkung der Musik auf das Sehen, wenn auch in diesem Zusammenhang eine seltene Ausnahme, ist von einigem philosophischen Interesse, denn der erlösende Zauber der Musik beruht wenigstens teilweise darauf, daß Musik die einzige gewichtige Kunst darstellt, bei der Reize aus der uns umgebenden Lichtwelt fehlen, die gleichsam eine Flucht aus der alles beherrschenden Welt der Augen heraus ermöglicht. Letztlich ist der größte Teil menschlichen Denkens ein „Augendenken", die Mehrzahl der Begriffe ist auf Gesehenes bezogen. Daraus erklärt sich zum Teil die physiologische Angst der Menschen vor dem Unsichtbaren.

5. Halluzinationen

Halluzinationen sind neben den Traumwelten die verbreitetsten und wichtigsten, medizinisch interessantesten Beispiele für kortikal ausgelöste optosensorische Wahrnehmungen, für paravisuelle Phänomene. Sie entstehen unabhängig von einem simultanen optosensorischen Eindruck. Sie sind stets pathologischer Natur und haben meist passageren Charakter.

Zur Halluzination gehört eine totale oder partielle Bewußtseinsstörung. Liegt diese nicht vor, dann spricht man von *Halluzinosen*. Anfallsweise partielle Halluzinationen, bei denen nur eine spezielle Farbgebung, eine ungewohnte Helligkeit oder eine Bildunruhe des Gesehenen bestehen, werden als *dreamy state* bezeichnet. Davon zu unterscheiden sind die *Photopsien*: elementare Licht- und Farberscheinungen infolge einer Irritation von Netzhaut, Sehnerv, Sehbahn und Sehzentren.

Die echten Halluzinationen haben ein bemerkenswert vielgestaltiges Bild: unerschöpflich und mit vexatorischer Intensität werden immer neue Figuren und Konstellationen ins Spiel gebracht. Meistens betreffen sie ein komplexes Geschehen, zeigen aber stets eindeutige Abgrenzungen. Besonders stark sind visuelle Halluzinationen beim deliranten Syndrom, können aber ursächlich auch durch Psychosen, schwere Infektionskrankheiten, Kreislaufstörungen, Vergiftungen, starke Blut-, Wasser- oder Mineralverluste, Kachexien bedingt sein. Jeder kann einmal von Halluzinationen betroffen werden.

Nicht um Halluzinationen handelt es sich bei den sogenannten *Illusionen*, bei denen eine falsche Deutung realer Sinneseindrücke, also eine Wahrnehmungstäuschung besteht, meistens auf der Basis einer affektiven Erregung wie beispielsweise im „Erlkönig“. Der Begriff der Phantasmagorie, der artifiziellen Vorspiegelung von Scheinbildern, ist in der Medizin ungebräuchlich, gehört aber auch in diesen Bereich.

Unter Drogeneinfluß stellt sich eine bunte Komposition von Halluzinationen, Illusionen und Photopsien ein. Dabei können Kritik und Bewußtsein ganz oder beinahe ganz intakt sein, oft unter Verlangsamung oder Beschleunigung aller Empfindungsreaktionen.

Halluzinationen beruhen darauf, daß bestimmte Hirnrindenfelder durch Impulse, die nicht von den Augen kommen, irritiert werden. Bei Reizung der Area 17, der Endigung der Sehstrahlung in der Hirnrinde, entstehen elementare Halluzinationen in Form von Strichen, Flammen u. ä., die auffallenderweise auch die Gesichtsfeldgrenzen überspringen. Typisches Beispiel hierfür ist das Flimmerskotom der Migränepatienten. Bei Punktreizung der Sehrinde kommt es zu einfachen Lichterscheinungen, bei flächenhafter Reizung zu polymorphem Nebel- und Rauch-Sehen und dem Eindruck von fließendem Wasser. Bei Reizung der Area 19, also der Area peristriata, entstehen komplizierte, oft filmhaft ablaufende Halluzinationen, die bereits so realistisch wirken, daß sie von echten Bildern kaum unterschieden werden können. Hier sind primär die optischen Erinnerungsbilder lokalisiert. Bei Erkrankung des Frontallappens, der etwa ein Drittel der gesamten kortikalen Fläche belegt und unübersehbar viele Verbindungen zu anderen Hirnarealen besitzt, entstehen vornehmlich delirante Halluzinationen, lebhaft ablaufende Bilder von erschrekkender Realität, zuweilen mit deutlicher Entrücktheit, der Mikroteleopsie. Wirklichkeitsnahe polymorphe Halluzinationen lassen auf Prozesse im Schläfenlappen des Großhirns schließen. Aber auch einfache Photismen sind dabei nicht ausgeschlossen, d. h. Licht- und Farbempfindungen, Verdoppelungserscheinungen, Makropsie und Mikropsie. Größtes psychooptisches Durcheinander verursachen speziell Tumoren des Schläfenlappens. Auch das Mittelhirn dürfte bei Halluzinationen ähnlich wie beim Traumgeschehen nicht unwichtig sein, vor allem bei psychophysischen Zusammenhängen. Insgesamt betrachtet, ist aber eine Halluzination ein wenig verläßliches Symptom für die topographische Lokalisation eines Krankheitsprozesses im Großhirn.

Visuelle Halluzinationen sind fast immer farbig. Man unterscheidet das *déja-vu-Erlebnis*, d. h. optosensorische Eindrücke, die dem Patienten bekannt sind, um Reaktionen, Szenen und Situationen, die er schon so oder etwa so einmal erlebt hat. Von einem *jamais-vu-Erlebnis* spricht man, wenn die Halluzinationen dem Patienten vollkommen fremd sind.

Halluzinationen entstehen auch nach Verlust beider Augen oder des letzten Auges, also nach Eintritt vollständiger Blindheit. Zuweilen sind Patienten nach

Verlust ihres letzten Auges davon so stark beeindruckt und auch geplagt, daß sie an ihre Erblindung nicht glauben wollen; sie leben gleichsam in ihrer Halluzinationswelt mit ihrer „inneren Optik“.

Das bekannte Delirium tremens verdient bei Halluzinationen eine besondere Erwähnung. Es dürfte bei weiterem Anstieg des Alkoholkonsums bald häufiger vorkommen. Seine Entstehung beruht auf exzessivem, langanhaltendem Alkoholabusus; meist ist es mit einem akut lebensbedrohlichen Zustand und mit absoluter Desorientiertheit vergesellschaftet. Aber auch bei plötzlich erzwungener Alkoholabstinenz wird es nicht selten beobachtet. Bekannt sind dabei szenische Abläufe, z. B. das Sehen von Ungeziefer oder der viel zitierten „weißen Mäuse“. Delirante Zustände kommen auch als Nebenwirkung von normal dosierten Medikamenten, vor allem bei Kindern vor, z. B. nach Gaben von Skopolamin, einem Alkaloid der *Atropa belladonna*, und ähnlicher Heilkräuter.

Bei Medikamentenintoxikationen kommt es — oft spezifisch für das betreffende Medikament — zur Erythropsie (Rotsehen), zur Chloropsie (Grünsehen), zur Xanthopsie (Gelbsehen), zur Zyanopsie (Blausehen), aber auch zu allen anderen Arten von Halluzinationen. Die Medizin kennt ungefähr drei Dutzend von Medikamenten, die im besonderen Fall und bei Überdosierung Halluzinationen auslösen.

6. Visuelle Integrationsstörungen

Integrationsstörungen sind in der Regel defizitäre Symptome, fehlende oder fehlerhafte Leistungen von Zentren und Assoziationen im Zentralnervensystem, die meist unter dem Oberbegriff der visuellen Agnosien, dem Ausfall im Erkennen jeglicher Art, zusammengefaßt werden. Die Welt wird zwar annähernd so gesehen, wie sie ist, aber es kommt zu optosensorischen Wahrnehmungsstörungen und -defekten, die nicht durch die Augen, sondern durch die Hirnrinde bedingt sind.

6.1. Seelenblindheit

Die Seelenblindheit, die optische, visuelle Agnosie, beruht auf krankhaften Prozessen in den Randzonen der Sehsphäre in der Area 19 nach BRODMANN, der Area peristriata. Seelenblinde können das mit intaktem Auge Gesehene aus ihren Vorstellungsinhalten heraus nicht identifizieren.

Es gibt besondere Formen der Seelenblindheit: die Prosopagnosie, das ist die Unfähigkeit zum Deuten von Physiognomie und Mimik, die Simultanagnosie bzw. der Gestaltzerfall, das ist die Unfähigkeit, Zusammenhänge einer bildlich dargestellten Handlung zu erkennen; die Raumagnosie ist die Unfähigkeit zur Ortsrichtungs- und Tiefenbestimmung im Raum und der Verlust der Rechts- und Linksorientierung, die Uhrzeitagnosie der Verlust des Zeitschemas.

Bei schweren Schäden kommt es zur visuellen *Perseveration:* das Gesehene bleibt als Engramm im Bewußtsein und im Blickfeld des Patienten wie bei einem Filmstop, auch wenn in eine andere Richtung geschaut wird. Die Stimmungslage des Seelenblinden ist depressiv bzw. gar psychotisch.

6.2. Rindenblindheit

Die Rindenblindheit, auch als kortikale, zerebrale oder okzipitale Blindheit bezeichnet, bedeutet den totalen Zusammenbruch der Rindenfunktion infolge Ausfalls der Area 17, der Area striata. Gefäßprozesse, die besonders während des Schlafes bei absinkendem Blutdruck entstehen, sind nicht selten Ursache einer kortikalen Blindheit.

Sind Krankheitsprozesse vorhanden, die sich regenerieren können, z. B. nach Kriegsverletzungen des Hinterhauptes, so unterscheidet man verschiedene Stadien der Reevolution. Im Stadium I wähnen sich die Betroffenen im Dunkeln, aber es bestehen dabei lebhafte Halluzinationen, daneben ein deutlicher Hang zur Konfabulation. Im Stadium II sieht der Kranke Photopsien und farbige Nebel, das sogenannte psychische Tyndall-Phänomen (Stadium der Obnubilationen), eine Überflutung des Gesichtsfeldes mit Farben. Mit der Zeit werden auffällige Bewegungen oder starke Kontraste und schließlich größere Farbflächen gesehen, oft zunächst in wogender, diffuser Form mit temporären Abblassungen. Das Stadium III kennzeichnet die zerebrale Asthenopie: Alles erscheint unplastisch, ohne Stereopsis, es besteht eine große optische Ermüdbarkeit. Das Lesen ist noch lange Zeit stark behindert als Folge einer asthenopischen Dyslexie.

Der Rindenblinde lehnt den Gedanken an eine Blindheit strikt ab, oder er ist auffällig gleichgültig seinem doch recht desolaten Zustand gegenüber.

Doch handelt es sich dabei nicht um das sogenannte ANTON*sche Symptom* der „Nichtwahrnehmung der eigenen Blindheit“; dieses hat seine besondere neurologische Problematik. Die Nichtwahrnehmung speziell der eigenen Halbseitenblindheit ist ein gar nicht so seltenes Symptom. Jeder Augenarzt kennt Patienten mit einer Halbseitenblindheit, die ihren massiven optosensorischen Ausfall nicht erkannt hatten; sie empfanden nur irgendwelche nicht recht faßbare Störungen. Solche Patienten zeigen häufig eine nicht geringe Indolenz ihrem Krankheitszustand gegenüber.

6.3. *Alexie*

Bei der Alexie oder Wortblindheit, der ausgeprägten Unfähigkeit zum Lesen, werden Buchstaben und Wortbilder nicht mehr erkannt, eine Teilerscheinung der Seelenblindheit mit Betonung von sprachlichen und optischen Symbolen. Meist liegt ihr eine Destruktion von Zentren in der ersten, oft linksseitigen Schläfenwindung zugrunde. Zuweilen sind ganze Assoziationssysteme defekt, vor allem im Balken und damit in der Verbindung von rechter und linker Großhirnhemisphäre.

Alexien sind erworben u. a. bei Arteriosklerose, Hirntraumen, Hirntumoren, Hirnabszessen, Altersdemenz, Paralyse. Praktisch wichtig ist die Symbolblindheit, bei der viele Symbole in der Umgebung des Menschen, z. B. Verkehrszeichen, nicht erkannt werden: Der meist ältere Patient ahnt, daß es sich um ein Verkehrszeichen handelt, weiß aber nicht, um welches. Übergangsformen, die sogenannten frustranen Formen, sind dabei von nicht geringer gutachterlicher Bedeutung, z. B. für die Fahrtauglichkeit.

6.4. *Legasthenie*

Seit etwa 20 Jahren ist die Legasthenie in vieler Munde und hat zu unübersehbaren Publikationen geführt. Ihr kommt nicht nur medizinisches, sondern auch pädagogisches und psychologisches Interesse zu. Die stets angeborene Legasthenie steht der erworbenen Alexie nahe. Sie ist ein echtes paravisuelles Phänomen, wenn auch mit fast ausschließlichem Akzent auf dem Defektiven. Über Legasthenie haben besonders englischsprachige Wissenschaftler gearbeitet; sie bezeichnen diese als reading disability, reading retardation oder reading spelling difficulties.

Legasthenische Kinder lernen besonders bei Schulanfang schwer lesen und bringen es auch später schwerlich zum fließenden Lesen. Die einzelnen Buchstaben sind zwar gut bekannt, aber die Kombination zu Silben und Worten fällt Legasthenikern schwer.

Oft sind legasthenische Kinder mathematisch, physikalisch, technisch, z. T. auch musisch besonders begabt. Sie sind meist ausgesprochen sensibel. Nur einige wenige dieser Kinder sind geistig erheblich retardiert.

Lesefertigkeit und allgemeine Begabung verhalten sich jedenfalls nicht parallel. Selbst von Eltern werden Begabungsmängel bei ihren eigenen Kindern vermutet, sofern lediglich eine Lese-Rechtschreibeschwäche vorliegt. Die isolierte massive Schwierigkeit zum Schreiben und Lesen führt zuweilen dazu, daß die Kinder in Hilfsschulen eingeschult werden.

Die Heilpädagogik leistet heute Wesentliches auf diesem Gebiet. Eine Legasthenie kann übrigens vererbbar sein.

6.5. Spiegelschrift

Ähnlich verhält es sich mit der Spiegelschrift, nicht minder eine psychovisuelle Störung, aber mit wesentlich unkomplizierterer Struktur. Das Schreiben in Spiegelschrift ist gar nicht so selten: Unter 2500 Schulanfängern versucht zu Beginn etwa 1 Kind, in Spiegelschrift zu schreiben (LUND und KAMPIK 1977). Manche Kinder schreiben nur einige Buchstaben bzw. Silben in Spiegelschrift, manche schreiben links der Mittellinie spiegelbildlich, rechts der Mittellinie normal, auch als midline-crossing-phenomenon bezeichnet. Möglicherweise lag bei LEONARDO DA VINCI eine Veranlagung zur Spiegelschrift vor: er schrieb mehrere tausend Blätter seiner Tagebücher in Spiegelschrift, konnte aber auch in normaler Manier schreiben. Bekannt ist, daß altgriechische Schriftproben abwechselnd in der üblichen Richtung, in der nächsten Zeile spiegelbildlich geschrieben worden sind.

Die Bildumkehr durch die Optik des Auges und ihre sensorische Verarbeitung hat mit der Spiegelschrift nichts gemeinsam (SACHSENWEGER 1978).

7. Hysterische und psychogene Amaurose

Das Fehlen einer optischen Wahrnehmung trotz intakter Augen, intakter Sehleitung und intakter Sehzentren bei Hysterikern ist vorwiegend eine Angelegenheit der Psychiatrie. Die Ophthalmologie hat damit indessen nicht wenig zu tun, z. B. bei der Abgrenzung gegenüber Simulation und Aggravation in der Begutachtung. Dem Patienten mit hysterischer bzw. psychogener Blindheit fehlt in der Regel die wichtigste Motivation, die vordergründig bei einem Simulanten vorhanden ist: die Rentensucht.

Psychogen ist auch die Interessenmangel-Amblyopie (SACHSENWEGER u. Mitarb. 1981). Bei praktisch jedem Menschen besteht eine „Sehschwäche“ nur gegenüber bestimmten, psychologisch determinierten Situationen. Es handelt sich um Nichtsehen wegen eines spezifischen Aufmerksamkeits- und Interessenmangels, z. B. das Nichtsehen von Werbeplakaten, obgleich man täglich an ihnen vorbeigeht und vielleicht gerade deswegen, während höchst Unbedeutendes subtil, zuweilen sogar mimosenhaft im Bewußtsein registriert wird. Eine Interessenmangelamblyopie kann durch Farbgebung, Größe, Konturierung, plötzliche Veränderungen, Bewegung, Wiederholung teilweise durchbrochen werden, Faktoren, die der Sichtwerbung längst bekannt sind. Es gibt Charakteristika, die eine Interessenmangelamblyopie verstärken, beispielsweise zu starke Abstraktion, zu gleichförmige oder zu lange Wörter und Sätze, die Notwendigkeit zu Blick- und Kopfbewegungen u. a. m.

Eine Interessenmangelamblyopie beruht auf der überall vorkommenden

Tendenz zur Auswahl bei Mensch und Tier mit dem Ziel einer sensorischen Ökonomie und Effektivität: Es kann einfach nicht alles ins Bewußtsein und in die Erinnerung gelangen, was das Auge erblickt und an das Zentralnervensystem weiterleitet.

8. Eidetik

Nur in begrenztem Ausmaß unabhängig vom Augensehen stellt sich das Phänomen der Eidetik dar. Die Eidetik nimmt eine Zwischenposition zwischen Wahrnehmung und Vorstellung ein. Prinzipiell kann allerdings eidetisch nur wahrgenommen werden, was vorher realiter gesehen worden ist.

Eidetisch veranlagte Menschen sind beispielsweise imstande, von einem kurz vorgehaltenen Bild mit vielen Details nach Wegnahme des Bildes, also retrospektiv, Fenster, Bäume, Tiere o. ä. auf dem gezeigten Bild zu zählen, die sie unmöglich in der kurzen Demonstrationszeit hätten zählen können. Kinder und Jugendliche sind eindeutig bevorzugt. Lärm, der sogenannte „Störpfiff", Ermüdung, Doppelbelastungen, Interessenmangel usw. heben die eidetische Rückerinnerung auf.

Dieser beachtliche Reproduktionsprozeß des Gedächtnisses wurde nach dem ersten Weltkrieg besonders von Marburger Psychologen, z. B. E. R. JAENSCH (1921), untersucht, fand indessen später keine uneingeschränkte Anerkennung, weil die angegebenen Tests allzu oft versagten (BRÜNE 1965, DICKEL 1975). Die Marburger Schule hatte behauptet, daß etwa 40% der Kinder eidetisch, zumindest rudimentär eidetisch, veranlagt seien. Bei Erwachsenen ist eine Eidetik selten.

Konträre Auffassungen zur Eidetik sind auch noch in neuester Zeit forciert vorgetragen worden. Die moderne experimentelle Psychologie hat sehr viele Abstriche an der ursprünglichen Lehre der Marburger Schule vorgenommen, zweifellos mit Recht. Aber nur von wenigen wird die Möglichkeit zur eidetischen Veranlagung als Extremvariante bei der Reproduktion der Mnemen total bestritten.

9. Optische Sinnestäuschungen

Optische Sinnestäuschungen beruhen meist darauf, daß den optischen Zentren eine unzureichende oder uneindeutige Information angeboten wird (KEIDEL 1976). Sinnestäuschungen erster Art sind mit der Notwendigkeit eines Umdeutens des Wahrgenommenen verbunden, mit einem regelrechten Gefühl des Einrastens in einer dem zuerst Gesehenen kontroversen Richtung.

Die zweite Art der optischen Sinnestäuschungen beruht auf der Unmöglichkeit zur exakten Dekodierung infolge Besonderheiten des Umfeldes des Testobjektes; der Umgebungseinfluß ruft die Täuschung hervor.

Eine dritte Gruppe optischer Täuschungen hat eine gnostische Basis. Der Bildsinn ist dem Erkennungsvermögen nicht ohne weiteres zugänglich, z. B. bei der Treppe ohne Ende. Im Übergangsbereich wirken derartige Bilder geradezu quälend.

Optische Täuschungen zeigen eindeutig die Grenzen unserer rationalen und sensorischen Kritik sowie die Subjektivität jedweder optischer Wahrnehmung mit der Möglichkeit einer Fehldeutung der visuellen Wirklichkeit durch das Bewußtsein auf.

Optische Täuschungen sind somit Grenzsituationen neuronaler Regelungen (Baumgarten 1978 a, b, Jung 1978), die falsche Verarbeitung von optischen afferenten Signalen des Auges auf Grund von dominierenden Erfahrungswerten, also kein Zuviel und kein Zuwenig, sondern ein Fehler in der optosensorischen Datenverarbeitung. Meistens sind sie obligat, auch bei Tieren sind sie experimentell verläßlich nachweisbar.

Ich habe optische Täuschungen in eines meiner Bilderbücher eingefügt (Sachsenweger 1981), um das Interesse der Kinder aufrecht zu erhalten. Erfahrungsgemäß regt das optosensorisch ausgelöste „Aha- oder Nanu-Erlebnis“ beim kleinen und auch beim größeren Kind besonders intensiv zur geistig-schöpferischen Tätigkeit an.

10. Zerebrale Amblyopien

Sehschwäche (Amblyopie) ist meistens zerebral bedingt (Arden, Barnard und Mushin 1974, Blakemore und Cooper 1970), vor allem dann, wenn in früher Kindheit bzw. von Geburt an ein Auge vom Sehprozeß ausgeschlossen ist, z. B. bei einseitiger Linsen- oder Hornhauttrübung. Eine solche Sehschwäche durch Nichtgebrauch wird als Amblyopia ex anopsia bezeichnet. Selbst ein intensives Training kann nach dem 6. Lebensjahr an derartigen Amblyopien wenig ändern (Blakemore und Mitchell 1973, v. Noorden 1980).

Experimentell sind an Affen und Katzen mit Mikroelektrodenableitung deutliche Veränderungen bei Schielamblyopien nachgewiesen worden (Hubel und Wiesel 1962, 1965). Eine nur *meridionale Amblyopie* (Blakemore und Sluyters 1974, Freeman, Mitchell und Millodot 1972, Mitchell u. Mitarb. 1973, Schmidt und Guckes 1979) entsteht beim Hornhautastigmatismus, sofern die vorliegende Stabsichtigkeit nicht frühzeitig korrigiert wird. Je stärker der Astigmatismus ist, umso vehementer ist die meridionale Amblyopie. Ursache hierfür ist zweifellos die Benachteiligung neuronaler Assoziationen im visuellen kortikalen System durch das ständige Unscharfsehen in einem Gesichtsfeldmeridian.

Speziell bei der Schielschwachsichtigkeit mit klaren brechenden Medien des Auges ist offenbar die Sehschwäche nicht allein durch den Nichtgebrauch des Auges, also passiv bedingt, sondern auch Folge einer aktiven zentralen Unterdrückung, einer sogenannten Suppression des schielenden Auges. BANGERTER (1955) spricht deswegen auch von einer Verdrängungsamblyopie.

11. Zur Lokalisation der paravisuellen Störungen

Die Lokalisation kortikal bedingter paravisueller Störungen in der Hirnrinde ist im Einzelfall außerordentlich schwierig. Fast immer muß angenommen werden, daß nur relativ kleinfigurierte Läsionen, aber an ganz typischen Orten, zu bestimmten Ausfällen führen. Die Topographie dieser Orte ist zweifelsohne konstant. Aber nur selten kommen derartige Ausfälle isoliert vor. Beinahe immer sind sie mit anderen Ausfällen vergesellschaftet, das Krankheitsgeschehen greift weit über den eigentlichen Herd der Sehstörung hinaus. In dieser Situation kann auch die Elektroenzephalographie nicht weiterhelfen, und selbst die Computertomographie ist für die Lokalisation dieser sehr speziellen Ausfälle zu grob.

Auf jeden Fall führt die Einteilung der menschlichen Großhirnrinde in zytoarchitektonische Felder, d. h. nach histologischen Besonderheiten, wie sie der Neurohistologe BRODMANN bereits Ende des vergangenen Jahrhunderts aufgestellt hat, nur bei groben Ausfällen weiter. Direktableitungen mit Mikroelektroden sind unmöglich, da Tierversuche nicht aussagekräftig sind und Versuche am Menschen sich ausschließen.

So bleibt nichts anderes übrig, als bei Sektionen von Patienten, deren sensorische Ausfälle bekannt sind, topographische Analysen und Vergleiche anzustellen. Auch hier zeigt sich allerdings der Nachteil, daß die Sehstörung nur ein Teilsymptom des Krankheitsgeschehens darstellt, weil der Krankheitsprozeß weit über den eigentlichen Herd hinauswirkt, eben so weit, daß ein Weiterleben unmöglich wurde. Dies trifft sowohl für Tumorwachstum als auch für Hirnblutungen und -entzündungen zu.

Topographische Angaben sind somit bei paravisuellen Phänomenen nur ungefähr möglich, zusammengestellt aus verschiedenen Sektionsprotokollen und den Erfahrungen bei Schußverletzungen der Kriege. Nur bei Seelen- und Rindenblindheit bestehen verläßliche lokalisatorische Vorstellungen.

12. Abschließende Bemerkung

Mit diesem meinem Vortrag über augenunabhängige optische Wahrnehmungsformen habe ich mich zwangsläufig von einer rein medizinischen Thematik, wie sie mir zukäme, gelöst und bin beträchtlich weit hinein in das vorgestoßen, was in den Bereich der Gesellschaftswissenschaften fällt, und damit in die leidige Problemhaftigkeit und Bedingtheit gesellschaftswissenschaftlicher Feststellungen und Überlegungen. Im Grunde genommen besitzt immerhin vieles von dem, was die Biologie und in engerem Sinne die Medizin über die Wahrnehmung der Lichtwelt weiß, ein gesellschaftswissenschaftliches Fundament, gleichgültig ob es sich um kommemorative, assoziative, gnostische und mnestische Funktionen der Großhirnrinde handelt.

13. LITERATUR

ARDEN, G. B., W. M. BARNARD and A. S. MUSHIN: Visually evoked responses in amblyopia. Brit. J. Ophthal. **58**, 183–194 (1974)

BANGERTER, A.: Amblyopiebehandlung. S. Karger, Basel, New York 1955

BAUMGARTEN, G.: Sinnes- und neurophysiologische Organisationsprinzipien des visuellen Systems. Klin. Mbl. Augenheilk. **173**, 157–164 (1978a)

BAUMGARTEN, G.: Physiologie des zentralen Sehsystems. Sinnesphysiologie III. In: Physiologie des Menschen Bd. 13 (Hrsg. GAUER, O. H., K. KRAMER und R. JUNG) Urban & Schwarzenberg, München 1978b

BLAKEMORE, C., and G. F. COOPER: Development of the brain depends on the visual environment. Nature (London) **228**, 477–478 (1970)

BLAKEMORE, C., and D. E. MITCHELL: Environmental modification of the visual cortex and the neural basis of learning and memory. Nature (London) **241**, 467–468 (1973)

BLAKEMORE, C., and R. C. VAN SLUYTERS: Reversal of the physiological effects of monocular deprivation in kittens. Further evidence for a sensitive period. J. Physiol. (London) **237**, 195–216 (1974)

BRÜNE, W.: Eidetische Phänomene und ihre willkürliche Beeinflußbarkeit. Ratingen b. Düsseldorf, Henn 1965

CHRISTOPHER, M.: Geister, Götter, Gabelbieger, die Trics der Psi-Begabten. Heine-Verlag, München 1979

DICKEL, H.: Gibt es wirklich Eidetiker? Physiologie in Erziehung u. Unterricht (München) **22**, 259–273 (1975)

DODT, E.: Zur Geschichte des 3. Wirbeltierauges. Mitteilungen aus der Max-Planck-Gesellschaft H. 1–2 (1964) 64–73, München 1964

FREEMAN, R. D., D. E. MITCHELL and M. MILLODOT: A neural effect of partial visual deprivation in humans. Science **175**, 1384–1386 (1972)

HERING, E.: Wissenschaftliche Abhandlungen. 1. u. 2. Band. Georg Thieme, Leipzig 1931

HUBEL, D. H., and T. N. WIESEL: Receptive fields, binocular interaction and functional architecture in the cat's visual cortex. J. Physiol. (London) **160**, 106–154 (1962)

HUBEL, D. H., and T. N. WIESEL: Binocular interaction in striate cortex of kittens reared with artifical squint. J. Neurophysiol. **28**, 1041–1059 (1965)

IWANOW, A.: Sowjet experiments in eyeless vision. Internat. J. of Parapsychology 1964/6

JAENSCH, E. R.: Psychophysische Konstitutionstypen. Münch. med. Wschr. 1921, Nr. 35

JOVANOVIĆ, U. J.: Traumforschung. In: Handbuch der Psychologie (Hrsg. H. THOMAE) Bd. VIII, S. 1257–1318. Hogreve-Verlag, Göttingen, Toronto, Zürich 1959

JUNG, R.: Sehen – Sinnesphysiologie III. In: Physiologie des Menschen Bd. 13 (Hrsg. GAUER, O. H., K. KRAMER und R. JUNG). Urban & Schwarzenberg, München 1978

KEIDEL, W. D.: Sinnesphysiologie Bd. I, S. 214. Springer Verlag, Berlin, Heidelberg, New York 1976

LUND, O. E., und A. KAMPIK: Zum Phänomen der Spiegelschrift bei Kindern. Ber. 75. Zus. Dtsch. Ophthal. Ges. Heidelberg 1977, 599–600

MITCHELL, D. E., R. D. BREEMAN, M. MILLODOT and G. HAEGERSTROM: Meridional-Amblyopie. Hinweis für Modifikation des menschlichen visuellen Systems durch frühe Seherfahrung. Vision Res. **13**, 535–558 (1973)

NOORDEN, G. K. VAN: Zur Entstehung der Amblyopie. Experimentelle Untersuchungen. Ber. 77. Zus. Dtsch. Ophthal. Ges. Heidelberg 1980, 815–828

ROSENFELD, A.: Seeing colours with the fingers. Life 12. 6. 1964, S. 16

SACHSENWEGER, R.: Die Bildumkehr durch die Optik des Auges und ihre sensorische Verarbeitung. Augenärztl. Fortbild. Bd. 5/3, S. 384–389. Urban & Schwarzenberg, München 1978

SACHSENWEGER, R.: Sehübungen. 6. Aufl. VEB Georg Thieme, Leipzig 1981

SACHSENWEGER, R. (Hrsg.): Neuroophthalmologie. 3. Aufl. VEB G. Thieme, Leipzig 1982

SACHSENWEGER, R. und M. SACHSENWEGER: Paravisuelle Phänomene. Augenärztl. Fortbild. Bd. 7/2, S. 203–240. Urban & Schwarzenberg, München 1982

SCHMIDT, B., and C. GUCKES: Die meridionale Amblyopie des Menschen. Ein einfacher klinischer Test. Ophthalmologica (Basel) **179**, 235–241 (1979)

SCHMITZ, E. H.: Das Sehen ohne Augen. Neues Optikerjournal 1979, H. 12, S. 9

Heft 4 Prof. Dr.-Ing. Dr. h. c. KURT SCHWABE, Analytische Probleme des Umweltschutzes
1975. 28 Seiten – 9 Abbildungen – 2 Tabellen – 8° – M 3,50

Heft 5 Prof. Dr. WOLFGANG BUCHHEIM, Die kopernikanische Wende und die Gravitation
1975. 36 Seiten – 2 Farbtafeln – 8° – M 5,–

Heft 6 Prof. Dr. HERMANN BERG, Photopolarographie und Photodynamic
1975. 19 Seiten – 2 Abbildungen – 2 Tabellen – 8° – M 3,–

Heft 7 Prof. Dr. MANFRED GERSCH, Probleme der Insektizide aus heutiger Sicht
1976. 36 Seiten – 9 Abbildungen – 2 Tabellen – 8° – M 4,–

Band 112

Heft 1 Prof. Dr. WALTER BREDNOW, Spiegel, Doppelspiegel und Spiegelungen – eine „wunderliche Symbolik" Goethes
1975. 28 Seiten – 4 Abbildungen – 8° – M 3,–

Heft 2 Prof. Dr. ARTUR LÖSCHE, Über negative absolute Temperaturen. Eine Einführung
1976. 26 Seiten – 12 Abbildungen – 8° – M 4,–

Heft 3 Prof. Dr. med. HERBERT JORDAN, Kurorttherapie: Prinzip und Probleme
1976. 31 Seiten – 10 Abbildungen – 1 Tabelle – 8° – M 4,50

Heft 4 Prof. Dr. FRIEDRICH WOLF/Dr. PETER FRÖHLICH, Zur Druckabhängigkeit von Ionenaustauschreaktionen
1977. 13 Seiten – 6 Abbildungen – 1 Tabelle – 8° – M 2,–

Heft 5 Prof. Dr. DIETRICH UHLMANN, Möglichkeiten und Grenzen einer Regenerierung geschädigter Ökosysteme
1977. 50 Seiten – 20 Abbildungen – 2 Tabellen – 8° – M 6,50

Heft 6 Prof. Dr. ERICH RAMMLER, Zwei Jahrzehnte Entwicklung des Einsatzes der Energieträger Kohle und Erdöl im Weltmaßstab
1977. 29 Seiten – 6 Abbildungen – 4 Tabellen – 8° – M 4,–

Heft 7 Prof. Dr. ULRICH FREIMUTH, Umweltprobleme in der Ernährung
1977. 32 Seiten – 3 Abbildungen – 4 Tabellen – 8° – M 4,–

Band 113

Heft 1 Prof. Dr. ERICH LANGE, Allgemeingültige Veranschaulichung des II. Hauptsatzes
1978. 22 Seiten – 10 graph. Darst. – 8° – M 4,–

Heft 2 Prof. Dr. HERBERT BECKERT, Bemerkungen zur Theorie der Stabilität
1977. 19 Seiten – 8° – M 2,50

Heft 3 Prof. Dr. sc. KLAUS DÖRTER, Probleme und Erfahrungen bei der Entwicklung einer intensiven landwirtschaftlichen Produktion im Landschaftsschutzgebiet des Harzes
1978. 20 Seiten – 6 Abbildungen, davon 4 farbige auf 2 Tafeln – 2 Tabellen – 8° – M 7,–

Heft 4 Prof. Dr. sc. med. HANS DRISCHEL, Elektromagnetische Felder und Lebewesen
1978. 31 Seiten – 14 Abbildungen – 2 Tabellen – 8° – M 5,–

Heft 5 Prof. Dr. MANFRED GERSCH, Wachstum und Wachstumsregulatoren der Krebse. Biologische Erkenntnisse und generelle Erwägungen.
1979. 32 Seiten – 13 Abbildungen – 1 Tabelle – 8° – M 6,–

Heft 6 Prof. Dr. rer. nat. FRIEDRICH WOLF / Dr. rer. nat. URSULA KOCH, Über den Einfluß der chemischen Struktur von Dispersionsfarbstoffen auf deren Dispersionsstabilität
1979. 18 Seiten – 3 Abbildungen – 10 Tabellen – 8° – M 3,50

Heft 7 Prof. Dr. rer. nat. FRIEDRICH WOLF / Dr. rer. nat. WOLFGANG HEYER, Zur Sorption an Tetracalciumaluminathydroxysalzen
1980. 12 Seiten – 5 Abbildungen – 4 Tabellen – 8° – M 2,–

Band 114

Heft 1 Prof. Dr. HASSO ESSBACH, Morphologisches zur orthologischen und pathologischen Differenzierung und zum Anpassungs- und Abwehrvermögen der menschlichen Placenta
1980. 19 Seiten – 12 Abbildungen – 8° – M 4,–

Heft 2 Prof. Dr. med. WERNER RIES, Risikofaktoren des Alterns aus klinischer Sicht
1980. 19 Seiten – 9 Abbildungen, davon 1 Abbildung auf Tafel – 8° – M 4,–

Heft 3 Prof. Dr. OTT-HEINRICH KELLER, Anschaulichkeit und Eleganz beim Alexanderschen Dualitätssatz
1980. 19 Seiten – 8° – M 4,–

Heft 4 Prof. Dr. rer. nat. BENNO PARTHIER, Die cytologische Symbiose am Beispiel der Biogenese von Zellorganellen 1981. 29 Seiten — 16 Abbildungen — 2 Tabellen — 8° — M 6,—

Heft 5 Prof. Dr. F. WOLF / Dr. S. ECKERT / Dr. M. WEISE / Dr. S. LINDAU, Untersuchungen zur Synthese und Anwendung bipolarer Ionenaustauschharze 1980. 12 Seiten — 6 Tabellen — 8° — M 2,—

Heft 6 Prof. Dr. med. HERBERT JORDAN, Balneobioklimatologie — Eine Zielstellung im Mensch-Umwelt-Konzept 1981. 25 Seiten — 8 Abbildungen — 1 Tabelle — 8° — M 4,—

Band 115

Heft 1 Prof. Dr. rer. nat. HERMANN BERG, Wilhelm Ostwald — Erkenntnisse über die Biosphäre 1981. 36 Seiten — 7 Abbildungen — 3 Tabellen — 8° — M 6,—

Heft 2 Prof. Dr. sc. KLAUS DÖRTER, Aphorismen zur Qualität des Bewässerungswassers 1981. 32 Seiten — 11 Abbildungen — 11 Tabellen — 8° — M 6,—

Heft 3 Prof. Dr. Ing. Dr. rer. nat. h. c. PAUL GÖRLICH, Die geschichtliche Entwicklung des wissenschaftlichen Gerätebaus und seine zukünftige Bedeutung 1981. 36 Seiten — 8° — M 6,—

Heft 4 Prof. Dr. WOLFGANG BUCHHEIM, Albert Einstein als Wegbereiter nachklassischer Physik 1981. 29 Seiten — 8° — M 4,—

Heft 5 Prof. Dr.-Ing. HERBERT KRUG, Die Technologie der Brikettierung von Weichbraunkohle im Lichte der Verfahrenstechnik und der besseren Nutzung dieses Energieträgers 1982. 26 Seiten — 10 Abbildungen — 8° — M 4,—

Heft 6 Prof. Dr. ERNST NEEF, Der Verlust der Anschaulichkeit in der Geographie und das Problem der Kulturlandschaft 1981. 33 Seiten — 8° — M 5,—

Band 116

Heft 1 Prof. Dr. WERNER RIES, Studien zum biologischen Alter 1982 27 Seiten — 10 Abbildungen — 8° — M 4,—

Heft 2 Prof. Dr. RUDOLF SACHSENWEGER, Augenunabhängige optosensorische Wahrnehmungsformen *Vorliegendes Heft*

Einzel- oder Fortsetzungsbestellungen durch eine Buchhandlung erbeten

Sitzungsberichte bis Band 108
durch das Zentralantiquariat der Deutschen Demokratischen Republik, Leipzig
ab Band 107 durch den Akademie-Verlag, Berlin, zum Teil noch lieferbar

AKADEMIE-VERLAG

DDR-1086 Berlin, Leipziger Straße 3—4

FSC
www.fsc.org
MIX
Papier | Fördert gute Waldnutzung
FSC® C083411

Zeitfracht Medien GmbH
Ferdinand-Jühlke-Straße 7
99095 Erfurt, Deutschland
produktsicherheit@kolibri360.de